ASSOCIATION FRANÇAISE

POUR

L'AVANCEMENT DES SCIENCES

CONGRÈS DE LA ROCHELLE

1882

M

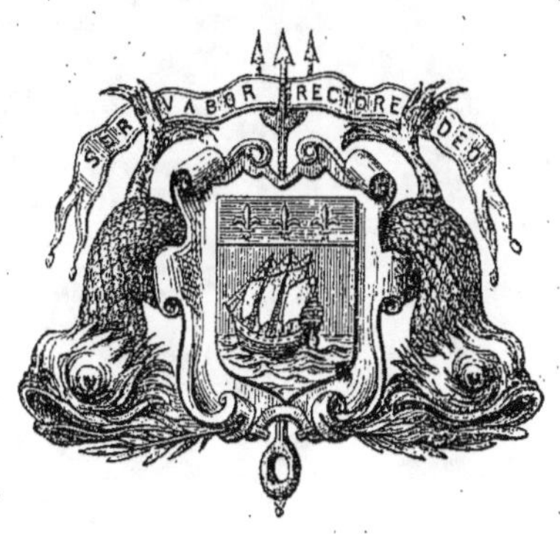

PARIS

AU SECRÉTARIAT DE L'ASSOCIATION

4, rue Antoine-Dubois, 4.

(PLACE DE L'ÉCOLE-DE-MÉDECINE.)

ASSOCIATION FRANÇAISE

POUR L'AVANCEMENT DES SCIENCES

Congrès de la Rochelle. — 1882.

M. E. LEUDET

Directeur de l'École de médecine de Rouen, correspondant de l'Académie de médecine

DES FORMES DE LA GASTRO-ENTÉRITE ALCOOLIQUE DANS LES DIVERSES CLASSES DE LA SOCIÉTÉ

— Séance du 25 août 1882. —

La littérature médicale est riche en travaux sur les altérations du tube digestif, chez les individus qui abusent des boissons alcooliques. Les auteurs de ces travaux ont décrit avec soin les troubles fonctionnels occasionnés par ces lésions. J'ai publié moi-même, à diverses époques, des mémoires sur les ulcères de l'estomac, l'ictère des alcooliques. Ces recherches avaient pour but de déterminer les caractères anatomiques des lésions de l'estomac et du foie (voir clinique méd. de l'hôtel-Dieu de Rouen, 1874), de signaler les accidents qu'elles provoquent, et les moyens de les guérir. Aujourd'hui, cette partie de l'histoire de l'alcoolisme est sinon achevée, au moins très avancée. Je crois que nous devons entreprendre maintenant la synthèse de ces lésions, et qu'au lieu de décrire isolément chacune des altérations de l'estomac, de l'intestin et du foie, il importe de les réunir, de montrer que plusieurs d'entre elles coexistent fréquemment; que cette coïncidence correspond à un mode pathogénique spécial; enfin, que cette coïncidence, ce groupement variable entraîne des conséquences différentes, dans l'évolution et la terminaison de la gastro-entérite des alcoolisés.

Dans un travail lu au Congrès de l'Association française pour l'avancement des sciences, session de Lille, j'ai insisté sur ce fait, déjà signalé par d'autres auteurs, que l'évolution de l'alcoolisme était beaucoup plus lente, ses conséquences moins immédiatement graves chez les individus de la classe aisée que chez ceux de la classe pauvre.

Bl.

Cette différence n'est nulle part plus marquée que dans l'ordre des phénomènes que j'étudie, c'est-à-dire dans la gastro-entérite. Chez l'alcoolisé pauvre, on constate des manifestations rapides et intenses de la gastro-entérite ; par contre, l'alcoolisé riche présente plus souvent que l'alcoolisé de la classe ouvrière, les accidents dûs à une absorption lente et continue, à l'inflammation chronique du tube digestif, des glandes hémato-poiétiques, du foie, des reins et des artères. Chez lui la glycosurie n'est pas rare, tandis qu'elle est exceptionnelle chez l'ouvrier.

J'aurais tort cependant d'ériger cette proposition en loi absolue ; la résistance de l'organisme à l'empoisonnement chronique par l'alcool, s'observe quelquefois chez l'ouvrier. Il est probable que, dans ce cas, le principal moyen de résistance provient de la conservation de l'intégrité de la nutrition.

Il aurait été intéressant de chercher à déterminer quelle part il faut attribuer dans la genèse de la gastro-entérite à la nature des alcools consommés : alcools de vin, de riz, de maïs, de pommes de terre. L'eau-de-vie est bien rarement aujourd'hui le produit de la distillation du vin, et l'alcool de grain entre souvent pour une bonne part, dans l'eau-de-vie absorbée par des gens appartenant à la classe aisée, tels que patrons de cafés, marchands de liquides en gros, etc.

Le mode d'ingestion des alcooliques offre une différence marquée chez les personnes riches et pauvres. Dans la classe aisée, l'alcool est consommé le plus souvent journellement, en quantités à peu près égales. Chez l'ouvrier, il est ingéré, ou bien chaque jour en quantité considérable, ou bien à des doses très variables, pouvant atteindre certains jours un ou deux et même trois litres.

Les matériaux d'étude, dont j'ai déduit mes observations, sont 178 faits d'alcoolisme observés dans la classe aisée ; 118 terminés par la mort dans la classe ouvrière, et 311 terminés par une amélioration, recueillis chez des ouvriers, c'est-à-dire un total de 607 observations.

Les marchands de vins, les cafetiers, les débitants, les voyageurs pour le commerce des liquides présentent plus souvent les accidents de gastro-entérite alcoolique. On aurait tort de croire que le trouble des fonctions digestives ne se rencontre que chez les débitants d'eau-de-vie dont la clientèle se recrute dans la classe ouvrière, et qui se croient obligés, pour encourager la consommation, de boire avec leurs clients. Les marchands de vins et d'eaux-de-vie en gros n'échappent pas à cette action nocive. J'ai eu le soin d'interroger les marchands de liquides alcooliques en gros, auxquels je donne des soins depuis de longues années, et chez eux, presque sans exception, j'ai rencontré des accidents de gastrite, de gastro-entérite ou d'entérite alcoolique.

Les commerçants, surtout ceux qui servent d'intermédiaires entre l'in-

-dustriel et le marchand, ceux qui font de la commission, présentent fréquemment des accidents de gastro-entérite alcoolique. A côté de ces hommes, chez lesquels les besoins du commerce provoquent l'usage abusif et souvent répété des alcooliques, se rangent les propriétaires ruraux, les commerçants en denrées rurales, qui fréquentent les marchés : tels sont les marchands de grains, de bœufs ; les cultivateurs, les bouchers, etc. Chez eux, la gastrite alcoolique se rapproche, à certains égards, de celle des ouvriers.

Presque tous ces individus, riches et pauvres, peuvent être divisés au point de vue que je poursuis, en plusieurs catégories.

Une première catégorie comprend les individus usant constamment, et en quantité relativement modérée, de boissons alcooliques, atteignant rarement le syndrôme que nous nommons l'ivresse, pouvant se procurer une nourriture saine et suffisante. Chez ces individus, ce qui domine surtout, c'est la continuité de l'action nocive des alcooliques.

D'autres sujets ne consomment pas journellement des doses aussi élevées d'alcooliques, mais ils absorbent, à des époques plus ou moins éloignées, des quantités de boissons alcooliques, jusqu'à l'ivresse. Ces sujets n'appartiennent pas tous à la classe ouvrière, j'en ai compté parmi les personnes riches, et même parmi les dames. Comme la proportion la plus élevée de ces ivrognes appartient à la classe ouvrière, il est certain que les inconvénients d'une alimentation défectueuse, dans sa qualité ou sa quantité, s'ajoute à l'action nuisible de l'alcool. Cependant il est juste d'ajouter que les sujets qui appartiennent à la classe d'ivrognes que je viens d'indiquer, ceux qui subissent un empoisonnement lent et continu, n'échappent pas aux conséquences d'une alimentation défectueuse. Chez eux, l'usage habituel de l'eau-de-vie entraîne presque toujours la perversion de l'appétit, d'où le besoin qu'éprouve l'individu de le stimuler par des moyens artificiels, épices, condiments, etc., ou la nécessité de renoncer à l'alimentation animale, pour user principalement, ou quelquefois exclusivement, de la nourriture végétale. L'ivrogne riche souffre donc souvent du défaut d'alimentation suffisante, comme l'ivrogne pauvre.

Je n'ai pas à m'occuper de la manière de boire, celle-ci ne diffère guère. L'alcoolique riche comme le pauvre, ne se contente jamais de boire pendant les repas, il boit en dehors d'eux. Dans notre population rurale, l'eau-de-vie figure entre les principaux mets, comme à la fin du repas.

Enfin, l'ouvrier exagérant cette habitude, arrive, quand ses ressources le lui permettent, à user de l'eau-de-vie comme seule boisson pendant ses repas.

On connaît les diverses lésions de gastrite et d'entérite constatées à l'autopsie des ivrognes ; on en rencontre toutes les formes, depuis le catarrhe simple, la gastradénie, jusqu'aux ulcérations aiguës ou chroniques, jusqu'au sphacèle de la muqueuse. Plusieurs auteurs ont écrit que ces accidents ne présentaient rien de spécial chez les alcoolisés ; cette opinion est vraie, si on examine chaque lésion, chaque symptôme isolément ; elle l'est beaucoup moins si l'on reconstitue l'ensemble des accidents, et qu'on suive leur évolution.

Les diverses parties du tube digestif peuvent souffrir isolément, ou du moins l'une d'elles peut présenter un ensemble de lésions tellement intenses, que les autres se placent sur un deuxième plan et peuvent être passées sous silence par le malade. Cela est souvent vrai pour les accidents du côté de l'estomac, mais s'observe également pour ceux de l'intestin.

Les lésions superficielles de l'estomac ou de l'intestin se produisent assez rapidement chez le plus grand nombre des individus abusant des boissons alcooliques. Je pourrais citer des accidents de ce genre chez des individus de 12 ou 14 ans, n'ayant bu d'eau-de-vie que depuis quelques mois. Est-ce à l'âge peu avancé de ces individus qu'il faut attribuer l'action nocive ? je ne saurais le dire ; car lorsqu'on étudie les effets des toxiques, il faut toujours laisser une part à cet inconnu, que nous désignons sous le nom de susceptibilité individuelle. Le catarrhe gastrique seul est tellement fréquent qu'il devient un des signes d'alcoolisme dans la classe aisée ; chez le marchand de liquides, il est tellement habituel que son existence chez un malade m'a fait souvent connaître sa profession.

Les auteurs anciens attribuaient cette lésion à un trouble fonctionnel. Les recherches modernes l'ont rattachée à une altération de la muqueuse, de ses glandes, etc., elle peut persister toute la vie.

Chez les buveurs de la classe aisée, le catarrhe intestinal alcoolique survient, en général, au bout d'un temps plus ou moins long, apparaît sans accidents aigus à intervalles d'abord ; il devient ensuite continu, peut durer pendant des années ou même toute la vie de l'individu.

Dans ces catarrhes séparés ou simultanés de l'estomac ou de l'intestin, on observe fréquemment des accidents presque communs, dont il est quelquefois difficile de rapporter rigoureusement le siège à telle ou telle partie du tube digestif. La sensibilité lors de l'ingestion alimentaire, les éructations, les borborygmes, la tympanite, la sensation de barre dont le malade provoque et obtient la diminution, ou la cessation, par un vomitif ou un purgatif sont connus ; il en est de même des pituites blanches, jaunes ou vertes, des selles bilieuses, aqueuses. Les évacuations alvines, même en dehors de l'état cachectique, sont souvent consécutives à un repas ; leur fréquence augmente rapidement et devient parfois considérable ; ainsi je pourrais citer le fait d'un ancien droguiste en gros, montrant la vérité de cette description. Ce commerçant, qui avait acquis une fortune assez considérable, consommait chaque jour 250 à 300 grammes d'eau-de-vie environ, sans compter les liqueurs, etc. Retiré du commerce à soixante ans, il continua à boire des alcooliques. Depuis l'âge de cinquante ans jusqu'à soixante-dix ans, cet homme, retiré dans une belle propriété aux environs de la ville, avait conservé un embonpoint ordinaire. Dans tout cet intervalle, il n'a jamais rendu de fèces solides ; elles étaient toujours liquides, de dix à douze en vingt-quatre heures, expulsées sans douleur, mais après un besoin impérieux qu'il était forcé de satisfaire immédiatement. J'ai vu plusieurs faits absolument semblables chez des sujets de la classe aisée. Pour ces malades, les évacuations étaient regardées comme nécessaires à l'entretien de leur santé.

Cette forme de catarrhe intestinal, avec ou sans troubles analogues de l'estomac, s'observe surtout dans la classe aisée. Elle diffère du catarrhe gastro-intestinal que l'on rencontre chez les alcooliques cachectiques par ce fait que les troubles nerveux de l'alcoolique chronique manquent ou sont très légers, tandis que ces accidents nerveux dominent en général chez les cachectiques.

On aurait tort de croire que ce catarrhe gastro-intestinal indolent soit toujours sans danger : j'ai vu, dans le cours de ces irritations superficielles, en apparence, de la muqueuse gastro-intestinale, se manifester des hémorragies de l'estomac ou de l'intestin avec ou sans symptômes ultérieurs d'ulcères. Je reviendrai sur cette question à propos des conséquences des diverses formes de gastro-entérite.

La gastro-entérite subaiguë est une forme fréquente chez les ivrognes de la classe aisée, et plus fréquente encore chez ceux de la classe ouvrière ; elle peut être d'une durée plus ou moins longue ; son intensité est très variable. Chez presque tous les alcooliques, elle n'est pas continue au début. Les pituites, la sensibilité épigastrique existent, il est vrai, habituellement, mais les vomissements, la diarrhée, les coliques intestinales ne se manifestent que par crise. Tous les auteurs ont remarqué que les coliques, le météorisme étaient souvent accusés par les alcoolisés dont les selles n'étaient pas liquides et qui, au contraire, étaient atteints habituellement de constipation. Cette opinion est parfaitement exacte, avec cette réserve toutefois, que la constipation existe en général au début de l'alcoolisme, surtout chez les alcooliques de la classe aisée, mais qu'elle est remplacée souvent par la diarrhée à une époque plus avancée de la dyscrasie, enfin qu'elle ne manque presque jamais dans l'état cachectique.

Les accidents de la gastrite, de l'entérite, ou de la gastro-entérite subaiguë, apparaissent souvent chez les ivrognes à la suite d'une ingestion d'une quantité d'eau-de-vie plus qu'habituelle. Les évacuations gastriques ou intestinales très nombreuses, bilieuses ou aqueuses, s'accompagnent souvent de douleurs tellement vives, qu'on pourrait songer à un empoisonnement. J'ai vu les coliques tormineuses apparaître quelques minutes après l'ingestion d'un verre d'eau-de-vie. Les coliques prenaient alors une telle intensité, qu'elles arrachaient des cris aux malades. Chez les alcooliques de la classe aisée, les crises de vomissements, d'évacuations alvines peuvent atteindre ce degré d'intensité et persister pendant plusieurs jours ; elles sont beaucoup plus rares.

Les alcoolisés appartenant à la classe ouvrière présentent aussi les mêmes poussées d'inflammation aiguë, entée sur un état chronique, mais, comme toujours, les symptômes morbides revêtent une intensité plus considérable. Les vomissements, les selles deviennent incessants, et peuvent revêtir le caractère dyssentérique.

Cette forme suraiguë de la gastro-entérite se manifeste surtout à la suite de l'ingestion d'alcool concentré ; elle s'accompagne alors d'accidents d'adynamie, de sédation du système nerveux presque cholériforme. Dans ces cas d'alcoolisme aigu, primitif ou secondaire, le pronostic est souvent fort difficile à établir.

La gastro-entérite est presque toujours curable, et même après huit ou dix jours de durée les évacuations s'arrêtent, la période aiguë disparaît et laisse à sa suite les signes d'inflammation chronique du tube digestif.

La gastro-entérite des alcooliques offre donc, dans la classe aisée, une prédominance de la forme catarrhale vers l'estomac autant que vers l'intestin ; tandis que dans la classe ouvrière, les excès considérables, s'ajoutant par moments à un usage habituellement exagéré de l'eau-de-vie, provoquent des recrudescences aiguës de la phlegmasie gastro-intestinale, phlegmasie qui, malgré des troubles fonctionnels très-marqués, n'entraîne pas une gravité considérable du pronostic.

On a rarement l'occasion de faire l'examen anatomique du tube digestif chez les alcooliques qui présentent les symptômes des formes catarrhales ou subaiguës de la gastro-entérite. La mort n'arrive, en effet le plus souvent, que lorsqu'il se joint à la gastro-entérite, soit un délire aigu ou une complication vers le poumon, le cerveau, etc. Les lésions que l'on constate sont souvent, soit l'hypertrophie des tissus, soit un ramollissement et un amincissement de la muqueuse. L'inflammation chronique des membranes avec hypertrophie, avec plus ou moins d'altération des glandes, est très fréquente dans l'estomac, commune dans le duodénum ; elle devient beaucoup moins manifeste dans l'intestin. Il faut en excepter l'entérite dyssentérique, le plus souvent cachectique, qui coïncide avec les formes paralytiques de l'alcoolisme chronique. Les altérations simultanées du foie, des reins, etc., augmentent encore l'étendue et la gravité des lésions. La gastro-entérite chronique cachectique mortelle est beaucoup plus rare chez le riche que chez le pauvre.

L'intensité des symptômes, comme je viens de le démontrer, n'est pas toujours en proportion directe de l'étendue et de l'intensité des lésions.

Cette proposition mérite quelques explications, car dans d'autres circonstances, des lésions graves existent quelquefois sans que la séméiologie les fasse soupçonner. Ainsi, le médecin peut quelquefois ignorer l'existence d'un ulcère de l'estomac, l'imminence d'une hémorragie intestinale ou d'une péritonite.

L'ulcère aigu de l'estomac est souvent méconnu ; l'ulcère chronique est souvent beaucoup plus facile à reconnaître, car il donne lieu aux douleurs dorsales et xiphoïdiennes, au pyrosis suivant immédiatement l'ingestion alimentaire, enfin aux hémorragies. Je n'ai rien à ajouter à ce que je disais en 1867, sur la curabilité de ces ulcères, sur leur longue durée et leurs apparitions successives.

Les hémorragies par la bouche ou par l'anus sont souvent causées par des ulcérations gastriques ; elles sont remarquables par leur abondance. Malgré cette abondante perte de sang, la terminaison fatale est loin d'être la règle. Les selles formées de sang pur, tantôt rutilant, tantôt noirâtre, dépendent quelquefois d'un ulcère de l'estomac. Le sang versé dans l'estomac pénètre la partie inférieure du tube digestif sans provoquer de vomissement. Dans d'autres cas, l'hémorragie a bien son origine dans l'intestin ; chez ces malades, les hémorragies ont souvent été précédées de pertes de sang par le nez, par les hémorroïdes, enfin par du purpura sous-cutané.

Dans la classe aisée, chez les marchands d'alcool surtout, les hémorragies intestinales sont fréquentes, et cela pour un autre motif, à cause de la fréquence des lésions simultanées du foie, à évolution lente. Une forme relativement fréquente de l'hémorragie intestinale des alcooliques, est celle que je nommerai latente. Les malades expulsent avec ou sans coliques des fèces noires. Ces selles se reproduisent quelquefois fréquemment et même plusieurs jours de suite. J'ai pu, chez plusieurs alcooliques, trouver dans cette hémorragie intestinale, lente et incessante, l'explication d'une anémie considérable.

Beaucoup d'auteurs ont insisté sur la fréquence et les formes des lésions du péritoine chez les alcoolisés. On constate, en effet, chez ces malades, même en dehors des causes habituelles, des épanchements séreux, intrapéritonéaux, tels que les lésions du cœur, du foie ou des reins, des épanchements séreux ou fibrineux, ou de véritables péritonites sèches. Ces dernières lésions du péritoine ont le caractère curieux, qu'elles sont beaucoup plus curables que ces mêmes lésions consécutives aux lésions du cœur, du foie ou des reins. Brinton a décrit d'une manière complète l'inflammation du péritoine consécutive à ce qu'il nomme le linitis ou phlegmasie chronique de l'estomac. Je n'ai rien à corriger à cette description de l'auteur anglais, mais ce que l'on peut ajouter, c'est que ces péritonites se rencontrent également à la suite de l'entérite chronique, quoique plus rarement. Tantôt elles sont localisées et se caractérisent alors par des collections liquides mêlées de débris fibrineux. Plus rarement encore, tout le péritoine est le siège d'une inflammation suppurative et pseudo-membraneuse. D'autres fois la phlegmasie chronique, comme je l'ai constaté, frappe plus spécialement une partie limitée du péritoine, le mésentère, en provoque le raccourcissement et détermine, comme je l'ai constaté chez un malade, de la gêne au cours des fèces.

On a vu plus haut que la gastro-entérite s'accompagnait fréquemment de lésions secondaires d'autres organes ; ces symptômes varient suivant les individus, suivant l'époque de la dyscrasie alcoolique.

L'alcoolique de la classe aisée, atteint de catarrhe chronique du tube digestif, présente les cas les plus tranchés de toutes les variétés d'hépatite, depuis la congestion légère jusqu'à la cirrhose hypertrophique et atrophique. Sur seize individus atteints de ces formes de lésion hépatique, treize étaient des hommes occupés au commerce des liquides alcooliques. Chez ces malades, l'hépatite présente une différence marquée avec celle des ouvriers ; elle est signalée pendant des années par des douleurs à récidives avec hypertrophie du foie, dont plusieurs accès coïncident avec des ictères ; chez l'ouvrier, cette hépatite paraît beaucoup plus rapide.

Toutefois, dans les deux catégories de malades, on reconnaît à la suite d'excès immodérés d'alcool de la recrudescence de la phlegmasie gastro-intestinale, des congestions simultanées du foie ou des reins, s'accusant par des ictères, des albuminuries, plus rarement par des hématuries.

L'athérome des artères est une des complications d'une période peu avancée de l'alcoolisme dans la classe aisée ; elle peut exister seule longtemps. Je l'ai constaté chez des individus peu âgés non rhumatisants. Bien que plus fréquente chez le riche que chez le pauvre, elle ne fait pas défaut chez ce dernier. Chez l'alcoolique de la classe aisée, la résistance plus grande de l'économie provoque un ralentissement plus lent de la nutrition, la dégénérescence athéromateuse des artères, la glycosurie, la goutte, la néphrite.

Le pronostic montre surtout une différence marquée entre les gastro-entérites des alcoolisés comme entre les hépatites. La gastro-entérite de l'ivrogne riche entraîne moins d'inconvénients, et guérit plus franchement que celle de l'ouvrier.

L'hépatite des ivrognes de la classe aisée, même avec une augmentation considérable du volume de l'organe, est susceptible de guérison. Deux fois, chez des commerçants en liquides, n'offrant aucun symptôme de lésions du cœur ou des artères, d'infection syphilitique, j'ai rencontré une hypertrophie du foie qui débordait les fausses côtes de 4 ou 5 travers de doigt. Après une durée de plusieurs mois, grâce à l'emploi du quinquina à haute dose et de l'iodure de potassium, j'ai obtenu une dimi nution du volume de l'organe et une guérison qui ne s'est pas démentie au bout de plusieurs années. Je ferai observer que ces malades n'avaient, l'un et l'autre, que des accidents légers de gastro-entérite, et qu'ils n'étaient pas arrivés à la période cachectique.

CONCLUSIONS

1° Étudiée dans les diverses classes de la société, la gastro-entérite alcoolique présente des caractères particuliers ;

2° Les lésions et les symptômes morbides peuvent se rencontrer simultanément dans l'estomac et dans l'intestin : c'est la gastro-entérite ; d'autres fois les lésions frappent plus spécialement l'estomac ou l'intestin ;

3° La qualité des alcools consommés paraît contribuer moins à la pathogénie des divers accidents que le mode d'ingestion des alcooliques ; la preuve principale se tire de l'identité des accidents observés chez les marchands de liquides en gros et les patrons de débits de liquides fréquentés par la classe ouvrière ;

4° La continuité de l'ingestion des alcooliques, sa quantité relativement modérée, tel est le mode d'absorption des hommes de la classe aisée ;

5° L'ouvrier joint à cette habitude de consommation des alcooliques, celle d'exagérer momentanément et d'une manière considérable la quantité des boissons ingérées ;

6° La forme de gastro-entérite, de gastrite ou d'entérite plus spéciale aux hommes de la classe aisée, est la forme catarrhale, dont la durée peut être de beaucoup d'années ;

7° La forme de gastro-entérite aiguë, subaiguë ou chronique, est plus fréquente dans la classe ouvrière ;

8° L'ulcère de l'estomac, fréquent chez les ouvriers, existe aussi chez les gens de la classe aisée ; chez eux il affecte la forme chronique ;

9° Les troubles nerveux, somatiques et intellectuels, sont habituels dans les deux catégories de malades ;

10° Les hépatites, les altérations vasculaires sont relativement plus fréquentes et plus lentes chez les alcooliques de la classe aisée.

PARIS. — IMPRIMERIE CHAIX, SUCCURSALE DE SAINT-OUEN, 86, RUE DES ROSIERS. — 2286-3.

ASSOCIATION FRANÇAISE

POUR L'AVANCEMENT DES SCIENCES

EXTRAIT DES STATUTS ET RÈGLEMENT

STATUTS.

Art. 4. — L'Association se compose de membres fondateurs et de membres ordinaires; les uns et les autres sont admis, sur leur demande, par le Conseil.

Art. 6. — Sont membres fondateurs les personnes qui auront souscrit, à une époque quelconque, une ou plusieurs parts du capital social : ces parts sont de 500 francs.

Art. 7. — Tous les membres jouissent des mêmes droits. Toutefois, les noms des membres fondateurs figurent perpétuellement en tête des listes alphabétiques, et les membres reçoivent gratuitement, pendant toute leur vie, autant d'exemplaires des publications de l'Association qu'ils ont souscrit de parts du capital social.

RÈGLEMENT.

Art. 1er. — Le taux de la cotisation annuelle des membres non fondateurs est fixé à 20 francs.

Art. 2. — Tout membre a le droit de racheter ses cotisations à venir en versant, une fois pour toutes, la somme de 200 francs. Il devient ainsi membre à vie.

Les membres ayant racheté leurs cotisations pourront devenir membres fondateurs en versant une somme complémentaire de 300 francs. Il sera loisible de racheter les cotisations par deux versements annuels consécutifs de 100 francs.

La liste alphabétique des membres à vie est publiée en tête de chaque volume, immédiatement après la liste des membres fondateurs.

Les souscriptions sont reçues

Au Secrétariat, 4, rue Antoine-Dubois (Place de l'École-de-Médecine).

Les souscriptions des membres fondateurs peuvent être versées en une seule fois ou en deux versements de chacun 250 francs.

PARIS. — IMPRIMERIE CHAIX, Succ. de Saint-Ouen, 86, rue des Rosiers. — 1324-3